RÉFLEXIONS

SUR L'INFLUENCE

DES AFFECTIONS MORALES,

DANS LA RAGE,

OU DANS LES MALADIES QUI LUI SONT ANALOGUES,

SUIVIES de l'indication des principaux moyens que le raisonnement et l'art peuvent employer pour les prévenir.

Par Benjamin LEVRAUD, Étudiant en médecine.

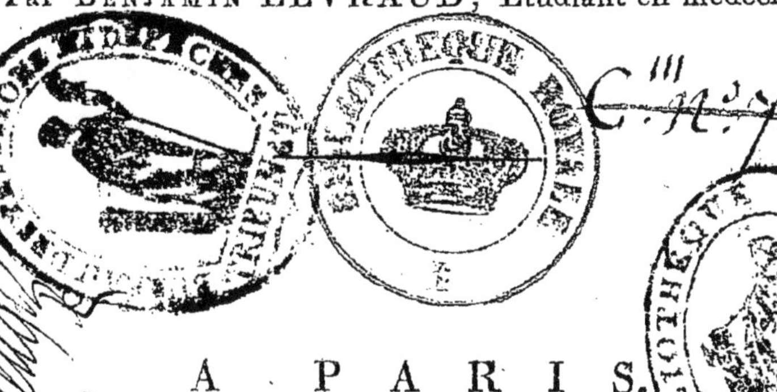

A PARIS.

Chez
{
L'AUTEUR, rue André-des-Arts, N°. 37, près celle de l'Éperon.

J. GRATIOT, imprimeur-libraire, cul-de-sac Pecquay, rue des Blancs-Manteaux.

MESTAYER, libraire, rue de Grammont, N°. 12.

GABON, libraire, rue et près l'École de médecine, N°. 33.

AVANT-PROPOS.

Étonné qu'on ait donné tant de publicité à quelques faits dont la connaissance appartenait seule aux gens de l'art ; effrayé des suites funestes que peuvent avoir des mesures ou des propos indiscrets, sur une maladie terrible ; mû enfin par un desir secret de me rendre utile, j'ai donné cours à quelques réflexions sur un sujet qui, ayant déjà été traité par des hommes du plus rare mérite, est suffisamment connu par ses symptômes et ses effets, mais dont la cause restée ignorée, n'offre aucune prise, pour établir un mode uniforme de curation.

Je n'entreprends donc point un traité sur la rage, je trouve trop d'avantages à lire les auteurs qui ont écrit sur cette maladie, pour ne pas leur renvoyer ceux qui seraient curieux de savoir ce qu'il est possible d'en dire ; mais les craintes exagérées répandues dans le public, les discours des personnes prévenues, et la conviction que j'ai que la plus légère cause peut produire les plus dangereux effets sur une imagination exaltée; m'ont fait entrevoir la possibilité de rendre quelques services en cherchant à tranquilliser certains esprits prompts à s'alarmer, et qu'on perd en les abandonnant à leurs inquiétudes naturelles.

Mon but est de faire sentir de quelle importance il est de rassurer un individu tourmenté de craintes, fondées ou non, à la suite d'une morsure. Comme l'âme est le *premier moteur* de la machine animale, et que la manière dont elle est affectée, influe sur toute notre organisation, c'est ici sur tout, qu'on aura beaucoup fait si on est parvenu à la calmer, car les affections morales y jouent le plus grand rôle.

RÉFLEXIONS

SUR L'INFLUENCE

DES AFFECTIONS MORALES

DANS LA RAGE,

OU DANS LES MALADIES QUI LUI SONT ANALOGUES.

ON a beaucoup écrit sur la rage, les médecins les plus instruits en ont fait l'objet d'une étude particulière, mais aucun n'en a trouvé le siége ou la cause ; tous sont d'accord sur les symptômes ; presque tous diffèrent dans les moyens curatifs.

Un médecin justement célèbre, le citoyen Bosquillon, a dit : « Nous ne sommes pas plus « avancés aujourd'hui sur la rage , qu'on ne « l'était du tems de Galien et de Thémison » (a).

Prenant un individu à l'instant même où il est supposé imprégné du virus de la rage, tous les maîtres de l'art conseillent, pour principal moyen, la cautérisation de la blessure ; le procédé est quelquefois différent.

Considérant ensuite un individu dans le

(a) Médecine-pratique de Cullen , commentaires du cit. Bosquillon , tom. 2 , p. 460.

A

tems où la maladie s'est déjà manifestée, celle-
cifait de trop rapides progrès pour qu'on puisse
s'assurer de l'efficacité des remèdes qu'on lui
oppose : il ne s'en trouve plus dont les secours
soient assez prompts; ils ne produisent aucun
effet : plusieurs ont dû être proposés, et l'ont
été en effet, mais leur efficacité n'a jamais été
assez constatée.

Les anciens ayant observé que la rage était
constamment accompagnée de l'horreur de
l'eau, la désignaient sous le nom d'hydrophobie ; les modernes qui lui ont conservé cette
dénomination, ont eu l'occasion de s'assurer
que l'horreur de l'eau pouvait être produite par
une foule d'autres causes que par la morsure
d'un animal enragé ; ils se sont empressés de
faire connaître que ce symptôme pouvait exister
sans la maladie. De cette découverte a dû ré-
sulter une certaine consolation ; mais aussi,
les remèdes qu'on avait annoncés comme curatifs de la rage ont dû perdre de leur crédit,
puisqu'on était autorisé à croire qu'ils n'avaient
été mis en usage que dans des cas d'hydrophobie simple, sans complication de fureur.

Un grand nombre de faits consignés dans
les ouvrages de médecine, attestent que des individus peuvent, par de fortes affections de
l'âme seulement, et sans autres causes, être

(3)

atteints d'hydrophobie ; c'est ce que les auteurs
appellent indifféremment hydrophobie simple
ou rage spontanée. Entre autres exemples que
je pourrais citer, on trouve dans les Mémoires
de la Société royale de médecine, année 1783,
pag. 59, l'observation d'un jeune homme qui,
désespéré de ce qu'une demoiselle qu'il avait
aimée et dont il avait été aimé, mais qu'il avait
abandonnée lâchement, ne voulait plus renouer
les nœuds qui les avaient unis, se mordit au
doigt du milieu avec fureur, éprouva le lendemain une grande douleur qui se propageait
le long du bras, eut la tête prise, des mouvemens convulsifs, l'horreur de l'eau, refusa tous
les alimens, se plaignait d'être suffoqué par
l'air, menaça de mordre, et périt dans les accès
de la rage confirmée.

Le citoyen Bosquillon, pour faire sentir
toute la force de l'influence des affections morales dans cette maladie (a), rapporte que le
célèbre Thémison ayant soigné un de ses amis
qui en était mort, crut lui-même en être atteint
et s'être guéri, et que jamais il ne put écrire
sur ce sujet sans éprouver des accès d'hydrophobie.

(a) Comm. du cit. Bosquillon sur la médecine-pratique de Cullen, tome 2, pag. 465.

A 2

Si l'on consulte les recherches du médecin Andry, sur la rage, on y trouvera des exemples capables de convaincre les esprits les plus incrédules ; qu'il me suffise d'indiquer ici l'histoire d'un homme qui ayant éprouvé des symptômes d'hydrophobie, n'en fut délivré qu'au bout de quelques mois, en apprenant que le chien par lequel il avait été mordu n'était pas enragé.

Des expériences ont prouvé que le poison de la rage n'était pas si subtil qu'on ne pût impunément recevoir la salive d'un individu attaqué de cette maladie, sur les mains ou sur le visage, et même faire manger à un animal des alimens qui en seraient imbibés. Le célèbre Desault a fait ces dernières expériences, et l'estimable chirurgien qu'il s'était donné pour collaborateur, le citoyen Giraud, suppléant du chirurgien en chef du grand hospice d'Humanité, les a répétées, ces jours derniers, à l'occasion d'une jeune personne, sur le malheur de laquelle je me propose de revenir. On trouve des faits si singuliers sur cette maladie qu'il suffit d'en rapporter quelques - uns pour prouver que si elle n'est pas toute morale, l'âme y joue au moins le plus grand rôle : j'en transcrirai encore un qui est rapporté par le citoyen Portal, dans son petit ouvrage intitulé :

Instruction sur les traitemens des asphixiés par le méphitisme, des noyés, etc.

Au rapport de Chirac, un jeune marchand de Montpellier ne devint enragé que dix ans après avoir été mordu ; il revenait de la Hollande, lorsqu'il apprit que son frère puîné, qui avait été mordu en même-tems que lui, était mort quarante jours après leur accident.

Quand on pense que ce marchand demeure un si grand nombre d'années sans être malade, après avoir été mordu par un chien, enragé ou non ; qu'un autre homme, mordu par le même chien, est frappé dans peu de jours de la même maladie ; mais que ce dernier, resté dans ses foyers, a été témoin de la maladie de l'animal, tandis que l'autre, partant pour les pays étrangers au moment de son accident, n'en a probablement pas entendu parler jusqu'à son retour ; n'est-on pas porté à croire que l'un et l'autre ne sont devenus hydrophobes que parce qu'ils étaient profondément pénétrés de l'idée qu'ils devaient le devenir ? J'en trouve la raison dans l'affection subite qu'éprouva le dernier à la nouvelle de la cause de la mort de son frère ; il avait oublié son accident, le malheur de l'autre le lui rappelle, il périt comme lui.

A tous ces faits si on en ajoute qui prouvent que des individus mordus d'animaux évidem-

A 3

ment enragés, n'ont jamais éprouvé le moindre accident, tandis que d'autres, mordus par des animaux reconnus bien portans, ont été attaqués de tous les symptômes de l'hydrophobie, peut-on se refuser à croire que l'apparition de cette maladie n'est due le plus souvent qu'à l'imagination frappée des infortunés sur lesquels elle exerce ses cruels ravages ? Or, si on peut se convaincre, comme il est facile de le faire, de quelle importance il est de ne rien dire ou faire qui puisse jeter l'alarme dans l'esprit d'une personne qui aura quelque sujet de redouter cette maladie ; n'aurait-on pas à craindre de la perdre en entretenant ses alarmes et les augmentant par des discours inconsidérés ou des précautions superflues ? Ici je m'arrête ; l'image d'une jeune fille accablée de toutes les horreurs de l'hydrophobie, se présente à mon esprit ; il me semble la voir encore agitée, le visage enflammé, l'œil étincelant, demander du secours, et annoncer, avec des cris épouvantables, qu'elle allait périr. Son histoire prouvera plus que tout ce que j'ai avancé jusqu'ici.

Cette jeune fille, âgée de quatorze ans et demi, assez bien constituée et d'un esprit enjoué, présentait un morceau de biscuit à une petite chienne qu'elle aimait et qui paraissait malade ; elle en est mordue au doigt indicateur, et semble n'y faire aucune attention , lorsque sa mère y appercevant un peu de sang, le lave , ne trouve qu'une blessure très-légère et l'abandonne comme ne méritant aucun traitement.

Cependant on remarque que la chienne mange peu ; on l'observe ; tous ses mouvemens deviennent suspects ; les deux jours suivans elle paraît malade , hargneuse , refuse de prendre des alimens ; dès-lors , on croit être convaincu qu'elle est attaquée de la rage , on la jette dans la Seine. (a)

Quarante et quelques jours s'écoulent ; cette jeune fille les passe dans la sécurité. Arrivent les derniers jours de nivôse (b) ; elle manifeste

____

(a) C'est la mère de la jeune fille qui porta elle-même l'animal à la rivière ; elle en a été mordue en route , mais ne l'a pas été jusqu'au sang ; c'est assez pour qu'elle reste sans inquiétude pendant quelques tems.

Cependant la mort de sa fille lui cause quelques craintes pour elle-même , elle les manifeste, et consulte les gens de l'art ; on l'a traitée, on est parvenu à la rassurer sur son sort, elle se croit guérie , persuadée que l'on a fait tout ce qu'il fallait faire pour cela ; (elle a été traitée par le célèbre Corvisart.) Dans cet état de choses, il est presque certain qu'elle n'aura plus rien à redouter de cette maladie.

(b) On se rappelle que , dans ce tems, tous les journaux parlaient de l'ouverture du cadavre d'une femme, morte avec des symptômes de la rage , à l'hospice de l'Unité.

A 4

quelques craintes ; à cette époque elle paraît triste, rêveuse ; mais on n'en accuse point encore la morsure (a).

Le 30 nivôse, elle se plaint d'un grand mal de tête et d'une constriction à la gorge ; elle éternuait souvent ; sa mère lui fit des fumigations avec une infusion de fleurs de sureau et de camomille romaine : elle en éprouva un tremblement et des convulsions marqués ; elle demeure jusqu'au 2 pluviôse dans cet état ; l'altération parait plus grande ce jour-là ; a mère lui ayant présenté un verre d'eau, elle parut saisie, fut bientôt agitée d'un mouvement convulsif.

Remise de cette agitation, elle demanda qu'on lui donnât à boire dans autre chose qu'un verre : « je crains de le casser », disait-elle. On lui donna à boire dans une cuiller dont l'aspect lui causa encore un petit mouvement

---

(a) Jé ne dois pas omettre ici un fait que sauront apprécier les gens de l'art : environ un mois après avoir été mordue, la plaie presque entièrement guérie, cette jeune fille, voulant fendre du bois, se servait d'un marteau pour faire entrer l'instrument faisant fonction de coin, et, par mal-adresse, elle s'en donna un coup sur le doigt malade ; elle y éprouva une grande douleur à l'instant, mais cette douleur ne fut pas de très-longue durée.

convulsif. Mais elle la saisit, la porte à sa bouche avec précipitation et avale le liquide avec une avidité sans égale. Elle en parut satisfaite, et éprouva un instant de calme, mais elle ne tarda pas à être agitée de nouveau.

Le même jour, à huit heures du soir, elle fut apportée au grand hospice d'Humanité; elle passa la nuit du 2 au 3 pluviôse dans une violente agitation, éprouvant, par intervalles, des accès convulsifs.

Le 3, on lui présenta un verre d'eau qu'elle repoussa avec effroi; des convulsions eurent lieu à l'instant.

Comme elle se plaignait d'une soif ardente, on parvint à la faire boire au moyen d'un biberon; elle but avec précipitation, et se plaignait que le liquide ne passât pas assez vîte. Elle ne buvait point sans éprouver des mouvemens convulsifs assez marqués.

Le 3 au soir elle était dans un état affreux : j'allai la voir à dix heures du soir avec le citoyen Giraud qui, je dois le dire, donna des marques de la plus grande sensibilité, et se livra devant moi aux réflexions les plus dignes d'éloges, en cherchant à trouver des moyens qui rendissent à la vie des êtres si infortunés.

La malade nous parut dans la plus grande

agitation, l'œil sec et brillant, le visage enflammé, n'écumant point, mais promenant
dans sa bouche une salive peu abondante,
épaisse et extrêmement blanche, se plaignant
d'un grand mal de gorge ; elle exprimait sa
douleur par des cris épouvantables, et deman-
dait qu'on y apportât un terme en lui ouvrant
la gorge : « Rien qu'une boutonnière, disait-
» elle, donnez-moi des ciseaux ». Je feignis de
lui en présenter, elle détourna la tête et essaya de
cracher sur moi ; elle parlait avec une volubi-
lité sans égale, était dans la plus grande agitation. Je ne me suis cependant pas apperçu
qu'elle ait cherché à mordre, quoique je me
sois approché d'elle assez près pour lui essuyer
le menton qu'elle avait sali, à l'instant où elle
avait voulu cracher sur moi. Elle ne fit que dé-
tourner la tête, en disant de la laisser ; ce que
je fis, et me retirai avec le citoyen Giraud.

Je retournai la voir à huit heures et demie,
le lendemain matin, elle n'était plus la même ;
sa voix était éteinte, son visage n'avait plus
le même feu, ses yeux avaient perdu leur
vivacité ; elle mourut une demi-heure après.

R É F L E X I O N S.

A quelles incertitudes n'est-on pas en proie
lorsqu'on entre dans tous les détails des cir-

constances qui ont accompagné la maladie de cette jeune infortunée ? Qu'il me soit permis de passer en revue quelques particularités de la maladie, et on prononcera, si on l'ose, sur l'existence de la rage en elle.

1°. Cette jeune fille a été mordue par une petite chienne qui lui appartenait ; voilà un fait constant.

2°. La petite chienne a été regardée comme enragée, mais on n'en a pas la certitude ; je dis plus, je suis persuadé qu'elle ne l'était pas.

Pour établir un raisonnement un peu solide là-dessus, je dois me représenter les premiers symptômes de la rage et les exposer ici, avant de rien décider ; et comme, lorsqu'il s'agit d'un fait, il doit être toujours le même, s'il est bien saisi, je crois ne pouvoir mieux faire que de transcrire, mot à mot, l'excellente description qu'en a faite le citoyen Bosquillon, dans ses commentaires sur la médecine de Cullen, tom. 2, page 461.

« Le chien affecté de la rage n'est pas furieux, mais triste, et refuse de boire et de manger ; il n'obéit que difficilement à son maître, n'écoute personne, aime la solitude ; a les yeux éteints et la queue traînante ; ses pas sont chancelans ; il a l'air égaré ; il n'approche personne et ne mord que ceux qui l'attaquent. Ces symptômes annoncent communément la rage ; mais comme ils accompagnent aussi fréquemment d'autres maladies, on ne doit les regarder comme démonstratifs, que quand l'animal cesse entièrement d'obéir à la voix de son maître, que ses yeux sont menaçans et dans un mouvement continuel, qu'il ne connaît plus personne, qu'il paraît inquiet, et comme s'il mâchait quelque chose ; bientôt sa gueule est remplie d'écume, il méconnaît sa demeure et fuit au loin ; ses yeux sont fixes. Les chiens fuient loin de lui, et il mord à tort et à travers tout ce qu'il rencontre ; c'est alors que ses morsures sont les plus funestes : mais heureusement cet état ne dure pas long-tems, et l'animal périt au bout de peu de jours dans les convulsions ».

La chienne dont il est ici question, avait-elle ces symptômes ? en avait-elle assez pour faire décider affirmativement qu'elle était enragée ? Elle paraissait triste, ne mangeait pas, mais ne cherchait pas à fuir la maison de son maître ; elle a mordu sa jeune maîtresse, mais pareil accident était arrivé souvent, en jouant avec elle. Cette petite chienne n'était âgée que de six mois ; elle était incommodée peut-être de quelque maladie des dents ; tout le monde sait que les jeunes chiens mordent avec facilité, qu'ils

cherchent à mordre même, et personne n'ignore
que tout animal qui souffre est plus irascible
que lorsqu'il se porte bien. Personne ne s'est
apperçu qu'elle ait été mordue par un autre
chien ; mes recherches, du moins, n'ont pu
me l'apprendre. (a) On pensait si peu à la rage,
que la mère de la jeune fille croyait que sa
chienne était en chaleur; elle fit venir un
petit chien de son espèce, qui s'étant approché
jusqu'à une certaine distance, chercha à s'en
retourner sans aller jusqu'à elle ; (b) celle-ci
fit mine de vouloir le battre ; on l'en empêcha
en la retenant avec les mains. Aurait-on pu le
faire si cet animal eût véritablement été enragé ? Je ne le crois pas. Il reconnaissait donc
la voix de ses maîtres.... Mais on le soup-
çonne ; on se prive de tous les moyens de se
désabuser, en cas que ce soupçon soit mal
fondé. On ne s'est point apperçu qu'aucun
chien en ait été mordu, et malgré cela, on
fait périr tous les chiens de la maison ; un chat
a été jeté également à l'eau. Qu'a-t il dû ré-

(a) Je sais bien que les chiens sont sujets à l'hydrophobie spontanée; j'en ai des exemples, mais ils
sont peu communs.

(b) On sait que tous les animaux fuient les bêtes
malades, quelle que soit leur maladie.

sulter de toutes ces précautions, qui n'ont pû être prises sans beaucoup de bruit ? Il est naturel qu'on ait dit à cette jeune fille de demeurer tranquille, parce que sa chienne n'était pas enragée ; elle aura fait elle-même ses efforts pour se le persuader ; mais n'est-il pas vrai qu'elle a dû revenir toujours à cette réflexion ; que, puisqu'on cherchait tant à lui faire croire qu'elle n'avait rien à craindre, elle courait effectivement des dangers ? car, pourquoi, se sera-t-elle dit, a-t-on noyé tous les animaux de la maison ? On était donc bien sûr qu'ils seraient devenus malades, et que la chienne qui m'a mordue l'était dangereusement ? Il est impossible que son imagination n'ait pas fortement travaillé, par suite de toutes ces précautions.

Une autre circonstance vient à l'appui de mes doutes : On se rappelle que tous les journaux publiaient, dans les derniers jours de nivôse, l'ouverture du cadavre d'une femme morte de cette cruelle maladie, à l'hospice de l'Unité ; il est probable que cette nouvelle sera parvenue jusqu'à elle.

Qu'on me permette de rapprocher les trois faits suivans, et on jugera de la part qu'ils ont eue à cette maladie.

1°. Vers la fin du mois de nivôse, presque

tous les journaux ont parlé sur la rage , et dans des termes effrayans ;

2°. A cette même époque la jeune fille , dont il est ici question , mordue depuis quarante et quelques jours , éprouve des craintes ; elle était dans le tems de l'évacuation périodique, propre à son sexe ;

3°. Enfin , la sensibilité des femmes , augmentée dans ce tems, rend chez elles toutes les sensations bien plus vives ; un rien les irrite , la moindre chose excite leurs larmes , tout est sérieux pour elles ; aussi cette excrétion salutaire cessa d'avoir lieu dès que les premiers effets de son imagination furent devenus sensibles par ses maux de tête , ses insomnies , etc. etc. (a).

Amenée au grand hospice d'Humanité, elle ne doute plus qu'elle ne touche à la fin de ses jours. Elle le témoigne à ceux qui l'environnent. Voici ses propres expressions : « On veut que je sois

____

(a) L'expérience prouve que la peur , le chagrin , un événement inattendu , capable de faire quelqu'impression, une foule de causes enfin , peuvent occasionner une suppression ; et , si tant de causes peuvent produire cet effet , à combien plus forte raison ne le sera-t-il pas par la peur de devenir enragé ? On a dit aussi qu'elle avait éprouvé un dérangement pour avoir mis, à cette époque , ses mains dans l'eau froide.

» enragée, je ne le suis pourtant pas; pour-
» quoi n'entends-je parler que de rage »? Elle
apperçoit quelqu'un qui passait à côté de son
lit, et qui tenait à la main une plume, de
l'encre et du papier; elle en fut frappée et
répéta plusieurs fois : « Je vois bien que je suis
» perdue ».

Je ne crois pas hors de propos de rapporter
à la suite de cette observation, une réflexion
du citoyen Giraud, à l'occasion du grand mal
de gorge dont se plaignent tous les individus
attaqués d'hydrophobie. On voit que, dans cette
maladie, la respiration est particulièrement
gênée, les organes destinés à exécuter cette
fonction paraissent plus affectés que les autres
parties. Ne serait-il pas possible qu'en faisant
à la trachée-artère ou au larynx une ouverture par laquelle l'air s'introduirait dans les
poumons, on gagnât quelque chose sur les
progrès de la maladie?

Je dois ajouter que le citoyen Giraud ne
parlait de ce moyen que comme à tenter,
n'ayant point assez de données sur l'efficacité
de son exécution, pour oser le proposer avec
confiance. Je ne l'annonce donc que dans le
même esprit, et j'ajouterai seulement, pour
prouver que cette proposition n'est pas dénuée
de fondement, que si personne n'a osé parler
d'une

d'une telle opération dans cette maladie, quelques auteurs ont donné lieu à ce qu'elle pût être regardée comme utile, en s'appesantissant sur l'effet de la rage, dans les organes de la respiration.

On lit, dans les mémoires de la Société royale de médecine, année 1783, page 38, au sujet de l'ouverture du cadavre d'une jeune fille, morte avec des symptômes de rage, une note ainsi conçue :

« Cette observation nous paraît d'autant plus
» intéressante qu'elle nous offre, 1°. tous les
» principaux organes de la respiration, l'ap-
» pareil destiné, de près ou de loin, à cette
» fonction importante, ceux des actions vitales,
» le cœur et ses appartenances, seuls dans
» l'état de souffrance ;

» 2°. L'écume n'existait que dans le conduit
» aérien, d'où le voile du palais abattu, in-
» terceptait tellement le passage de l'air dans
» la bouche, qu'il n'y en avait pas une bulle
» et qu'elle passait directement dans les fosses
» nasales du cadavre, et coulait par les na-
» rines ;

» 3°. Les organes salivaires ne paraissaient
» pas former le siége de la maladie, au moins
» dans le cas présent ; ce n'était pas la salive

B

» qui formait la bave écumeuse, elle semblait
» remonter au contraire de la poitrine »

Je ne trouve nulle part qu'on ait prévu, au
sujet de la rage, le cas possible, qu'une femme
enceinte en soit attaquée, et qu'on ait indiqué
une règle de conduite, tant à son égard qu'à
celui de l'enfant qu'elle porterait dans son
sein ; si cet enfant, sur-tout, est cru vivant
et à un terme où il serait jugé viable.

Cette idée dont je suis redevable au citoyen
Giraud, m'a paru d'un si grand intérêt, mais
si difficile à traiter, que ne préjugeant rien,
je me renferme dans la proposition des questions suivantes :

1°. Une femme enceinte à une époque où
l'enfant peut être supposé viable, ayant été mordue par un animal évidemment enragé, éprouve
quelques symptômes d'hydrophobie : doit-on
provoquer un accouchement prématuré ?

2°. Cette question décidée pour l'affirmative,
à quels moyens aura-t-on recours pour l'exécution ? Fera-t-on usage des moyens médici-
naux ? Faudra-t-il faire quelqu'opération chi-
rurgicale ?

3°. Dans le cas où les secours de la chirurgie
seraient jugés préférables, quelle est l'opération
qui devrait être faite ? Serait-ce celle césa-
rienne ? Serait-celle de la symphyse du pubis ?

4°. L'accouchement terminé, n'importe par quel moyen, l'enfant étant vivant, peut-on sans danger le donner à une nourrice ?

C'est à tous les gens de l'art, et particulièrement aux sociétés de médecine, que je propose ces questions au nom de l'humanité. Leur décision sur ce sujet, ne peut qu'être du plus grand intérêt.

Quoiqu'il ne soit point dans le plan que je me propose, d'entrer dans aucuns détails à cet égard, je puis cependant annoncer qu'on pourrait préjuger la non-existence du vice rabifique dans le produit de la conception, si on s'en rapportait à un fait annoncé dans les mémoires de la Société royale de médecine, année 1783, où il est dit, que deux truies ayant été mordues par le même chien, qui était enragé, le devinrent l'une après l'autre, au bout d'un certain tems ; la plus âgée éprouva les accidens la dernière, elle était pleine lorsqu'elle fut mordue, avait mis bas et nourissait ses petits avant l'apparition de la maladie ; ce ne fut qu'après les premiers indices et la mort de l'autre, qu'on la renferma à part. Ses petits ont été élevés avec soin ; on les a nourris d'abord avec de la farine d'orge, d'avoine et de froment, détrempée dans de l'eau ; ensuite, avec des herbes tendres et toujours fraîches, dès qu'ils purent en manger. Ils ont pris leur accroissement sans éprouver aucune tendance à l'incommodité de leur mère (a).

Résultats de la trop grande publicité d'un ou de deux exemples d'hydrophobie.

A peine a-t-on publié l'ouverture du cadavre de la femme morte à l'hospice de l'Unité, à la suite de la morsure d'un chat, qu'une jeune fille, mordue depuis plus d'un mois et demi par un chien, éprouve de la tristesse, un grand mal de tête, voit se supprimer en elle une excrétion salutaire, et périt au bout de quelques jours, sur un lit de douleur. Elle est à peine expirée, que le tocsin d'alarme sonne,

______

(a) L'observation n'est pas assez clairement exposée, pour qu'on puisse être convaincu que cette truie ait nourri ses petits jusqu'au moment de l'apparition des premiers symptômes. Je ne sais pas même si cette séparation ne pourrait pas être regardée comme une des causes du développement de la maladie ; il paraît, au moins, qu'elle n'a pas peu contribué à l'intensité de la fureur de l'animal ; car il est dit, que ses accès étaient plus violens quelquefois, parce qu'elle entendait les cris de ses petits, dont elle n'était séparée que par un mur. Dans ces momens, continue l'auteur, elle s'élançait vers cette muraille, cherchait à mordre dedans, etc. etc.......

tous les journaux annoncent diversement cette mort ; aucun n'ose élever des doutes sur l'existence de la maladie, à laquelle on croit qu'elle a succombé ; on se contente de dire : *elle est morte de la rage.* Tout le monde en parle, il n'est personne qui n'en soit effrayé.

On voit quelques chiens errans, couverts de boue, comme il en existe tant dans Paris ; on les poursuit, on les irrite ; ils fuient pour se dérober aux coups dont ils sont menacés, se jetent sur tout ce qu'ils croient s'opposer à leur fuite, et mordent pour se défendre ; on ne doute plus qu'ils ne soient enragés, ils sont mis à mort à l'instant même. On assomme, par précaution, tous les chiens qu'ils ont mordus ; tout le monde croit qu'on ait tué autant d'animaux attaqués de la rage, ou devant nécessairement périr de cette maladie.

Mais le magistrat, chargé de veiller à la sûreté de ses concitoyens, peut-il rester muet lorsque le peuple est menacé d'aussi grands fléaux ? Non sans doute, et l'autorité qui lui est confiée, n'est destinée qu'à les faire cesser ou à les prévenir.

Les autorités dont la fonction est de maintenir la tranquillité dans Paris, ont donc bien fait de prendre des mesures pour empêcher l'effet d'une maladie qui paraissait si généralement répandue ; mais en convenant de ce principe, je suis forcé, pour l'intérêt général, de désaprouver le moyen qu'on a mis en usage pour remplir un but aussi utile (a).

En effet, quelles mesures ont été prises ? Des faits, beaucoup trop publics déjà, ont malheureusement été annoncés plus publiquement encore ; une proclamation solemnelle a fait connaître à ceux qui les ignoraient, deux exemples funestes d'une maladie terrible. On n'a présenté aucun doute sur l'existence de la rage, dans les personnes qu'on annonce en avoir été les victimes ; on publie qu'elle est encore à craindre par l'existence d'un animal qu'on en a cru attaqué : à cette nouvelle, tout Paris est dans les transes. Tel qui est assez riche pour se procurer une voiture, se promet bien de ne plus s'exposer à pied dans les rues, il craint trop de rencontrer un chien enragé ; tel autre moins fortuné, et qui est forcé de sortir, a le soin d'armer ses jambes de bottes, qu'il fait monter le plus haut qu'il peut, afin

---

(a) Je crois de mon devoir de déclarer à l'autorité respectable qui a prescrit ces mesures, qu'il n'entre en aucune manière dans mes intentions de les critiquer.

de se garantir des morsures. Chacun prend ses précautions.

Mais il ne suffit pas d'éviter les chiens dans les rues, il en existe dans les maisons. Ces animaux sont caressans, ils viennent au-devant des personnes qu'ils ont coutume de voir chez leurs maîtres ; ils les lèchent ou leur font toute autre caresse. L'imagination frappée des exemples qu'on leur a mis sous les yeux, quelques-uns de ceux qui ont été ainsi approchés, léchés par des chiens , ne sont plus capables de juger que l'état de santé de ces animaux doit les mettre à l'abri de toute espèce d'inquiétude ; ils n'envisagent que les angoisses auxquelles ont été en proie ceux qu'on leur a dit être morts de la rage. Ils sortent précipitamment et vont consulter quel-qu'un. Et qui vont-ils consulter encore ? c'est le plus souvent des charlatans qui augmentent leurs craintes afin d'en être plus chèrement payés.

Je n'oserais pas, en vérité, parler ainsi ; jamais peut-être je n'y aurais pensé, si des exemples ne m'en avaient fait un devoir. En voici un qui ne peut être révoqué en doute ; il est à la connaissance de plusieurs chirurgiens du grand hospice d'Humanité.

Un homme arrive à la chambre des chirurgiens de garde de cet hospice, dit qu'il a été léché par un chien, qu'il craint de devenir enragé, et qu'il est venu pour qu'on lui donne du breuvage du gouvernement pour guérir de la rage ; telle est son expression : il paraissait profondément affecté, il n'avait cependant reçu aucune blessure, et ses inquiétudes étaient évidemment sans fondement. Après un moment de surprise, un chirurgien va, en effet, chercher un breuvage ; cet homme l'avale, se trouve beaucoup mieux, revient le lendemain pour en boire encore, et s'en retourne satisfait ; le voilà guéri.

Si un homme a manifesté d'aussi fortes craintes pour avoir été léché seulement par un chien bien portant, (car, à coup sûr, un chien enragé qui méconnaît son maître, n'ira pas faire des caresses à un étranger) que n'a-t-on pas à redouter de l'effet de la morsure de ces animaux, quelque sains qu'ils soient, sur l'esprit d'une personne faible ? Il est notoire que jamais on n'a autant cité d'exemples de la rage que lorsqu'on a trop parlé de cette maladie ; on pourrait cependant assurer qu'elle n'est pas aussi commune que les bruits exagérés sembleraient le faire craindre. Je ne prétends pas, néanmoins, qu'on ne doive prendre aucunes précautions, mais je désire qu'on soit bien convaincu qu'il ne faut pas se regarder comme perdu, dès qu'on est mordu par un animal, même évidemment enragé; et comme on a des exemples, qu'on a cru attaqués de cette maladie, des animaux qui ne l'étaient réellement pas, et que ceux mêmes qui l'étaient n'ont pas très-souvent communiqué la rage, proprement dite; je me crois autorisé à dire qu'il faut, pour premier traitement, et pour unique quelquefois, guérir l'esprit. Pourquoi trouve-t-on tant d'obstacles à guérir cette maladie lorsque ses symptômes sont parvenus jusqu'à un certain point? c'est que les malades ne sont plus susceptibles d'entendre le langage de la raison; l'illusion a été trop forte, elle est devenue une réalité.

L'exemple que je viens de rapporter n'est pas le seul que j'aie de la profonde impression qu'a faite dans l'esprit de quelques personnes sensibles, la peur d'une maladie que les papiers publics ont mise à l'ordre du jour. Il est à ma connaissance qu'un citoyen, après avoir lu un article sur la rage, fut tellement frappé de ce que l'on en disait, que se ressouvenant qu'il avait été mordu depuis huit jours, par un chien, il alla consulter quelqu'un, à qui il dit que cette idée le poursuivait au point qu'il n'avait pu se défendre d'un très-fort tressaillement en passant sur un pont; il convenait que l'animal qui l'avait mordu était bien portant, qu'il ne pouvait en douter, puisqu'il venait de le voir à l'instant; mais sa peur était plus forte que sa raison.

Combien de personnes sont dans le même cas !

TRAITEMENT.

Il est à remarquer que, tout en convenant que le premier des symptômes de la rage confirmée, est une répugnance invincible pour tout ce qui est liquide ou qui peut en rappeller l'idée, la plupart des remèdes qu'on a proposés sont liquides.

On a bien peu réfléchi, sans doute, en les nommant remèdes contre la rage, on aurait mieux fait de les désigner par le nom de *préservatifs ;* car ils en préservent en effet beaucoup d'individus, en tranquillisant leur esprit; mais ils ne peuvent être employés dans la rage, puisque le premier caractère de cette maladie est une impossibilité absolue d'avaler des liquides. Cette vérité reconnue, on sent bien que de tous les remèdes qui ont été proposés en breuvage, aucun ne peut être employé qu'avant l'apparition de la maladie; et lorsqu'on n'a apperçu aucuns symptômes, ils

agissent tous , moins en raison des substances
qui entrent dans leur composition, qu'en pro-
portion de la confiance avec laquelle ils sont
pris par le malade. Ces remèdes sont propres
à opérer un bon effet sur l'esprit de ceux qui,
imbus de préjugés, ont besoin d'être rassurés
par des choses et non par des paroles; alors
ils font partie d'un genre de traitement qu'on
pourrait appeler moral, et je proposerai de
le faire concourir avec les autres moyens
propres à rassurer.

Le traitement moral est de la compétence
de tous les hommes; il n'exige qu'une sage
circonspection, une honnéte prévenance, un
soin extrême de ne jamais parler de la rage
ou de ses effets, devant ceux qui ont quelques
sujets de les redouter, de ne point les abandonner long-temps à leurs propres réflexions,
mais, par-dessus toute chose, de ne leur té-
moigner aucune défiance (a).

Quant aux remèdes physiques, comme il

(a) Je voudrais qu'il fût en mon pouvoir de persuader les autres, comme je le suis moi-même , que la rage
ne se communique pas aussi facilement comme on le
croit en général; les hommes attaqués de cette maladie,
préviennent souvent lorsqu'ils ont envie de mordre.
D'ailleurs, jamais la rage n'a commencé par un accès
de fureur.

est bon d'en donner quelquefois, ne fût-ce que pour tranquilliser le malade, je me contenterai d'en transcrire quelques-uns, tels qu'on les a annoncés, à différentes époques. On parlait beaucoup, il y a environ vingt ans, d'un remède employé à Tullins, petite ville à cinq lieues de Grenoble, dans le département de l'Isère; un médecin de Mâcon, le docteur Reveillon, en a fait usage, et a cru en avoir obtenu d'heureux effets. Plusieurs observations qu'il a faites sur ce sujet, se trouvent dans les mémoires de la Société royale de médecine, année 1783. En voici la recette, telle qu'elle y est détaillée, page 22 : Prenez de racines d'églantier, de scorsonaire, de marguerite sauvage, de feuilles de rue, d'absinthe, de petite sauge ; de chaque une poignée, autant de sel commun et une tête d'ail. On concasse et on pile les racines les plus dures, comme sont les trois premières, dans un mortier, et ensuite on y ajoute les autres drogues, ainsi que le sel et l'ail : on broie bien le tout ensemble ; cela fait, on jette le mélange dans un pot de terre neuf et vernissé, avec trois chopines de vin blanc; on laisse macérer à froid pendant douze heures.

La manière de faire usage de ce remède, est d'en prendre, pendant neuf jours, un grand verre tous les matins à jeun, observant de demeurer trois heures après sans rien prendre; l'on peut dormir ou agir indifféremment après le remède : le neuvième jour on presse le marc qui est resté dans le vase, et on en fait boire le suc au malade.

Les journaux faisaient mention, il y a quelques jours, d'un remède, dans la composition duquel on fait entrer un insecte nommé par les naturalistes, *Scarabœus Melontho*; ce remède, publié dans l'année 1777, paraît avoir été mis en usage, il y a long-tems, en Prusse; mais il me suffira de dire qu'une des conditions de la réussite, est qu'il soit administré dans les vingt-quatre heures au moins de la morsure; cette condition m'exempte d'entrer dans de plus amples détails. Il est bon cependant que je dise que l'effet sensible qu'on en a obtenu, est un écoulement fort abondant d'urine.

Le fameux traitement de Senlis, dont l'histoire se trouve très en détail dans les mémoires de la Société royale de médecine, année 1783, page 126, se composait d'une tisane faite de rue et de feuilles d'oranger, de chaque une poignée par pinte; on acidulait cette tisane avec une cuillerée de vinaigre, et on y ajoutait suffisante quantité de sucre : chaque malade en prenait au moins une pinte par jour;

D'un bol formé de seize grains de cinabre artificiel, de quatre grains de camphre, de huit grains de musc et de suffisante quantité de conserve de roses. Comme il y avait des individus de différens âges, on réduisait la dose en raison de cette différence, à la moitié, au tiers et au quart ;

De lavemens d'oximel simple, depuis deux onces jusqu'à quatre.

Les plaies étaient pansées avec un digestif composé avec du baume d'arcœus, de basilicum et d'huile de mille-pertuis, qu'on animait de poudre de cantharides, ou de poudre de précipité rouge, lorsqu'on a voulu s'opposer à la cicatrisation des plaies.

Dans le commencement on étuvait les plaies et les environs, avec de l'eau salée, à laquelle on ajoutait un peu de vinaigre ; on imbibait les compresses de cette mixture.

Outre les frictions mercurielles administrées tous les jours, en commençant par les jambes et en parcourant successivement les autres parties du corps où l'on est dans l'usage de les appliquer, on a fait des frictions locales avec le même onguent toutes les fois que l'état des plaies et des parties environnantes le permettait ; on en a été souvent empêché par des érysipèles qui sont survenues, ou par l'état sanieux de la suppuration que procurait le mercure, ou par la mauvaise forme que prenaient les plaies. L'onguent mercuriel était fait à parties égales.

On a fait des frictions et des embrocations locales, huileuses, mais rarement; on les a vues souvent suivies de la tuméfaction des parties, ce qui les a fait abandonner.

Le traitement que propose le citoyen Portal, est assez connu sans que j'aie besoin de le rapporter ici ; mais je dois dire qu'il me paraît le mieux raisonné et le meilleur de tous ceux qui ont été proposés, en ce qu'il est basé presqu'en entier sur le traitement local de la morsure.

Je ne crois pas devoir revenir sur tous ces prétendus remèdes donnés en breuvage ; il est clair qu'ils ne peuvent être employés que pour guérir de la peur de devenir hydrophobe, et non pour guérir de l'hydrophobie ; mais ceux que je viens de faire connaître ont été mis en usage par des médecins instruits; ils sont consignés dans des ouvrages recommandables, et d'ailleurs, en les employant, on n'a pas négligé de porter son attention sur la plaie. J'ajouterai seulement qu'il faut la porter encore sur l'état de l'esprit.

Les frictions mercurielles employées dans le

traitement de Senlis, et proposées par le citoyen Portal, ne paraissent pas avoir été suivies des résultats flatteurs qu'on s'en était promis. Le célèbre Desault les a beaucoup vantées, il est vrai, mais il ne les a vantées que dans le commencement de sa pratique, et plusieurs de ses élèves lui ont entendu dire, dans les derniers jours de sa vie, qu'il ne croyait pas qu'on en retirât un grand avantage; il substituait au mercure l'*alkali volatil fluor*.

Le citoyen Bosquillon, qui a réuni, dans ses commentaires sur la médecine - pratique de Cullen, tout ce qu'il est possible de dire sur la nature et le traitement de la rage, ne regarde pas le mercure comme un moyen très-avantageux; il semble même croire que l'on a souvent confondu les effets de ce remède avec les symptômes de la rage (*a*).

Mais pourquoi aller chercher si loin des remèdes, tandis qu'on a un moyen si facile de se préserver de la contagion de la rage, à l'instant même où on croit avoir reçu le virus propre à l'engendrer ? Ce moyen est simple, il paraît l'unique, tous les hommes instruits l'ont prescrit et le prescrivent encore; c'est celui que j'emploierais, si j'étais appelé à en choisir un;

____

(*a*) V. Cullen, p. 467 et 468, tom. 2.

il

il consiste à bien faire saigner la plaie, la bien laver et la cautériser.

Voici comment je propose de procéder :

Il faut à l'instant même où l'on est mordu par un animal suspecté d'hydrophobie, que la plaie qu'il a faite soit lavée avec de l'eau chaude, d'abord, pour l'exciter à saigner le plus possible ; ensuite étuvée avec du vinaigre légèrement tiède, et pansée simplement avec du cérat. Ces précautions, quoique suffisantes dans presque tous les cas, pourraient n'avoir pas satisfait les personnes à l'égard desquelles elles auraient été prises, et sur-tout si le chien qui a mordu, est reconnu malade et attaqué de la rage : alors, au lieu de panser la plaie comme je l'ai dit, il est bon de la faire suppurer : tout suppuratif peut être employé à cet effet.

Mais, si la personne mordue n'était pas encore rassurée, on doit tout tenter pour y parvenir ; tous les moyens sont bons s'ils commandent la confiance. C'est ici que le malade peut recevoir les plus grands services des ressources que lui offriront l'amitié, la prudence et un zèle bien entendu.

L'homme de l'art seul, pourra juger de l'utilité des secours suivans, qui consistent à agrandir la plaie si on ne la trouve pas assez étendue pour fournir une certaine quantité de sang, et principalement si les environs ont été meurtris, s'il y a écchymose ou épanchement de sang sous la peau; la plaie ainsi dégorgée, on y applique un fer rouge, afin de brûler tout ce qui aurait pu être entaché du virus qu'on veut détruire.

Si enfin, au lieu d'avoir pris ces précautions sur le champ, les personnes mordues ne réclament des secours qu'au bout de quelques jours, il faut encore laver la plaie, faire tout ce qu'on pourra pour dissiper la crainte que ces personnes pourraient avoir, et lorsqu'on se sera assuré de leur confiance, procéder à l'application du cautère actuel; il est nécessaire, dans cette circonstance, de cautériser profondément. Mais, si après la morsure, les parties voisines se sont gonflées, si l'inflammation s'est étendue un peu loin, il serait dangereux peut-être de faire usage du fer rouge; dans ce cas, je propose l'application d'une ventouse sur la plaie même. Par ce moyen, on exercerait une espèce de succion qui tendrait à obtenir un dégorgement plus complet.

Si on juge que la ventouse n'ait pas produit assez d'effet, il faut de suite faire entourer la plaie de sangsues, ne point les épargner afin d'opérer une assez forte saignée locale (a).

Les inquiétudes du malade peuvent être assez grandes pour mériter un traitement intérieur ; alors on doit faire usage d'une tisane anti-spasmodique, composée par exemple, de fleurs de tilleul, de feuilles d'oranger, infusées dans de l'eau ; on en ferait prendre un demi-verre, d'heure en heure, et on ajouterait à chaque verre quelques gouttes de la liqueur anodine d'Hoff-

____

(a) La ventouse peut être ici d'un très-grand secours par l'espèce de succion qu'elle exerce, mais son effet me paraît beaucoup trop faible. On sait que dans plusieurs contrées, un des moyens les plus efficaces employés pour la morsure des animaux venimeux, particulièrement des serpens, est la succion faite avec la bouche, appliquée sur la plaie même ; mais, il faut en convenir, il serait difficile de trouver des personnes qui voulussent prêter leur ministère généreux pour un service aussi dégoûtant. Je crois qu'il est très-possible d'y suppléer par une machine que je fais exécuter dans ce moment, et dont je vais donner ici une idée, afin qu'on puisse juger de son utilité ; elle sera simple, d'un usage commode, et applicable à beaucoup d'autres circonstances.

Cette machine sera composée d'un corps de pompe, parfaitement semblable à celui de la machine pneumatique, auquel j'adapterai un verre renflé comme celui de la ventouse ordinaire. Celui-ci sera ouvert dans une de ses extrémités, et pourra recevoir, dans son exmann ; on pourrait mettre, tantôt de cette liqueur, tantôt de l'alkali volatil fluor, à dose convenable.

La saignée, les bains, etc. peuvent être employés utilement pour combattre les maux de tête, les insomnies, le dégoût de toute espèce d'alimens, résultats assez communs d'une trop forte tension d'esprit.

Les moyens que je viens d'indiquer doivent être considérés comme propres à combattre

---

verture, la forme qu'on voudra lui donner ; elle sera arrondie, ovalaire, large ou étroite, et prendra ces dimensions d'une manière plus ou moins marquée, suivant l'étendue et le lieu qu'occupera la plaie, ou toute autre indication qu'on aura à remplir. Il faudra en avoir plusieurs, afin de les changer au besoin. L'autre extrémité sera enchâssée dans une virole de cuivre, à vis, afin qu'on puisse la joindre commodément au corps de pompe. Cette virole sera traversée d'un robinet, au moyen duquel on établira, à volonté, une communication avec le corps de pompe. On séparera, si on le desire, la ventouse de la pompe, afin de lui donner le tems d'opérer l'effet qu'on en attend. Il suffira, pour la détacher de la partie sur laquelle elle sera appliquée, de tourner le robinet et de rétablir, par-là, la communication avec l'air extérieur ; la séparation se fera ainsi sans difficulté et sans tiraillement. Je ne dirai rien de la pompe, je n'y fais aucun changement, excepté dans la grosseur et la longueur ; on connaît assez son ingénieuse organisation.

l'effet de la morsure d'un animal enragé, plutôt que la rage elle-même; mais si on est parvenu à rendre nulle l'action d'un virus quelconque, il est toujours vrai de dire qu'on pourra attendre plus patiemment que les travaux des médecins aient amené la découverte d'un remède propre à arrêter les progrès de ce virus, dans le tems même où il exerce ses plus cruels ravages; et si on doit être effrayé quand on entend publier qu'on ne connaît

---

Je propose cette machine, sans aucune prétention; c'est aux hommes de l'art à l'apprécier. Je m'estimerai assez heureux si elle peut être utile; mais, si je ne me trompe, on doit en tirer un grand secours, sur-tout si on en fait usage immédiatement ou peu de tems après la morsure. On pense que le virus de la rage, celui des animaux venimeux, en général, et probablement aussi tous les autres, séjournent plus ou moins de tems sur le lieu qui les a reçus; c'est même par cette supposition qu'on explique le long intervalle de tems qu'on remarque entre l'instant de l'insertion du virus et celui des accidens qui en sont la suite. Il est hors de doute que, dans cette hypothèse, il doit être fort avantageux de soutirer, pour ainsi dire, par l'espèce de succion artificielle qu'opère la machine que je propose, les molécules venimeuses, l'*aura* virulent retenus sur la plaie ou dans ses environs, avant que l'absorption en soit faite. Ce sera, si l'on veut, l'effet de la ventouse, mais avec plus de certitude, avec plus ou moins d'intensité, suivant l'intention du praticien.

point de remède à une maladie, on doit aussi trouver une grande consolation à savoir qu'il est facile de la prévenir.

Il serait superflu d'insister plus long-tems sur les remèdes à opposer à l'invasion d'une maladie dans laquelle je crois avoir prouvé que les passions jouent le plus grand rôle ; on paraît même s'être attaché, dans ces derniers jours, à le faire connaître au public, et les exemples dont j'appuie mon opinion, prouvent jusqu'à quel point on doit ménager la sensibi ité des personnes qui ont été mordues de quelqu'animal malade, ou même bien portant.

On voit, dans le fait qui est arrivé au grand hospice d'Humanité, la preuve la plus com-plette de la nécessité absolue de la médecine de l'âme, dans ces circonstances, et le chirurgien qui a saisi si à-propos le remède qu'il conve-nait d'employer, a vraiment donné une preuve de son zèle et de la bonté de son jugement, en administrant un breuvage à celui qui venait lui en demander avec tant de confiance ; on eût couru risque de perdre cet homme en se mocquant de lui, ou en le renvoyant sans lui rien donner (a).

____

(a) C'est le citoyen Ganosse, chirurgien interne, qui a donné le remède consolateur, et pour cela cura- t f, à l'homme dont je rapporte l'histoire, pages 23 et 24.

Si tous les faits qu'on a cités comme des exemples de la rage, ressemblent à celui de la jeune fille qui vient de mourir au grand hospice d'Humanité, il est probable qu'on eût sauvé la plus grande partie de ceux qui en ont été les victimes, en prenant les précautions convenables pour détruire l'impression qu'avait faite sur leur esprit, la crainte d'être attaqués de la rage ; et je crois aussi que tous ceux qu'on a dit avoir été guéris de cette maladie, se trouvaient dans ce cas. Il me serait facile d'en donner beaucoup d'autres preuves, mais ce serait excéder les bornes que je me suis prescrites.

Jaloux de persuader mes lecteurs, je n'ai rien avancé jusqu'à ce moment, que je n'en aie produit la preuve ou indiqué la source à l'instant même ; je m'étais fait une loi d'être bref, je l'ai été autant que mon sujet me l'a permis, en faisant mes efforts pour n'être pas obscur. Les détails dans lesquels je suis entré, étaient nécessaires au développement de mes idées sur l'hydrophobie ; et les faits que j'ai cités à l'appui de mon opinion, m'ont paru propres à rassurer certaines personnes faibles ou prévenues, qui auraient de fausses idées de cette maladie. Ici se terminerait naturellement la tâche que je me suis imposée ; mais

je crois qu'il ne sera pas inutile de présenter
encore quelques propositions dont l'application
sera , et plus facile et plus journalière ; une
courte discussion en démontrera la justesse :

1°. L'hydrophobie peut exister sans la rage ,
et les maladies qui se compliquent de ce symptôme sont nombreuses ;

2°. La rage ne se manifeste guère dans
l'homme que par l'effet de la morsure d'un
animal qui en est attaqué (*a*) ;

3°. Tous les sujets qui ont été mordus par
un animal enragé ne sont pas condamnés à le
devenir, et les remèdes qu'on met en usage
dans ce cas, doivent avoir lieu avant que la
maladie se soit déclarée ; alors sont bons tous
les moyens qui ont reçu l'approbation des
hommes recommandables, qui se sont particulièrement occupés de cette matière , pourvu
qu'ils soient reçus avec confiance et administrés
avec discernement ;

4°. On ne saurait prendre trop de précautions
pour empêcher qu'une personne mordue croie

(*a*) La dénomination de rage spontanée ne convient
point , en effet , à l'hydrophobie qui se manifeste
pour toute autre cause que la morsure d'un animal
enragé ; celle d'hydrophobie simple , est la seule
applicable.

qu'on redoute qu'elle devienne enragée ; **une** plaisanterie sur ce sujet peut devenir **aussi** funeste qu'un coup de poignard ;

5°. On n'a pas lieu de craindre que **la rage** se communique avec autant de facilité **qu'on** le croit en général ;

6°. La plaie doit attirer nos premiers **soins**, mais avec eux doivent concourir **tous les** moyens propres à calmer l'esprit.

Indépendamment de tout ce que j'ai dit **pour** prouver qu'on peut être hydrophobe sans **avoir** la rage, je crois devoir rappeller l'attention **de** mes lecteurs sur ce qui se passe dans **toutes** les maladies dans lesquelles le genre **nerveux** est principalement attaqué.

Il est impossible de rien faire avaler **à un** malade qui est dans les convulsions ; un **épi**-leptique écume ; un frénétique refuse **souvent** de boire et de manger, a des accès de **fureur** qui ressemblent à la rage ; certaines esquinan-cies très-fortes, produisent l'horreur **de l'eau** et de tous les liquides ; le tétanos ou mal **de** mâchoires, ne permet pas d'avaler ; un **violent** accès de colère est capable de causer **une** apoplexie et la mort ; une personne sensible se met à table, se sent disposée à manger **de** bon appétit, elle apprend tout-à-coup **une**

fâcheuse nouvelle, son appétit disparaît , la
fièvre la prend , elle fait une maladie grave
et qui peut la conduire au tombeau ; une idée
qui rappelle l'aspect d'une chose dégoûtante ,
peut seule exciter des nausées , des envies de
vomir ; enfin, toutes les affections de l'âme ,
tout dérangement du cerveau, portent le désor-
dre dans notre organisation ; il n'est donc pas
étonnant que, par l'effroi qu'inspire l'idée de la
rage , l'action vitale se trouve dérangée dans
ceux qui croient en être menacés.

Lorsqu'il est démontré que plusieurs causes
peuvent produire l'horreur de l'eau , dans
l'homme , peut-on sans témérité oser dire qu'il
ait la rage , si on n'est pas sûr qu'il ait été
mordu par un animal qui l'avait ? Il est certain
que , quelle que soit la nature de cette maladie,
on ne peut raisonnablement pas la regarder
comme devant être rangée au nombre de celles
auxquelles l'espèce humaine est naturellement
exposée; car, si on s'en rapporte à l'expérience, on verra que dans toutes les maladies
dont j'ai parlé plus haut , il y a toujours ou
presque toujours une cause morale , ou une lé-
sion extraordinaire des nerfs, qui y a donné lieu.
La peur , les passions violentes , la surprise ,
peuvent produire l'épilepsie ; le tétanos est
occasionné par le déchirement des tendons ou

des nerfs, par leur section partielle, le passage subit du froid au chaud ; l'esquinancie est le plus souvent le résultat de l'action du froid sur le col et les parties environnantes. La rage enfin, est causée par la morsure d'un animal qui est enragé ; il est impossible qu'elle soit communiquée par un animal qui ne l'a pas. Mais, si toutes les fois qu'on s'abandonne à des passions violentes, ou qu'on éprouve une forte surprise, on ne devient pas épileptique ; si on n'a pas le tétanos toutes les fois qu'on éprouve des accidens propres à le produire ; si enfin, on peut recevoir les causes ordinaires des autres maladies dont j'ai parlé, et ne point éprouver toujours l'effet de ces mêmes maladies, pour-quoi ne serait-on pas autorisé à conclure de tous ces faits, que la rage n'est pas commu-niquée toutes les fois qu'on a été mordu par un animal qui aurait pu la donner ?

Rien n'est plus funeste dans les maladies de l'esprit que d'entretenir ceux qui en sont affec-tés, sur le sujet qui les a le plus frappés, à l'instant où leur maladie s'est déclarée ; il n'est pas rare de voir certains maniaques posséder toute leur raison, tant qu'on ne leur parle que de choses qui leur sont indifférentes, et ils ne donnent des signes d'aliénation d'esprit, que lorsqu'on commence à les entretenir sur tel ou tel sujet qui les affecte le plus. Il est peu de personnes , parmi celles qui sont nerveuses principalement, qui, ayant couru de grands dangers à une époque de leur vie, n'éprouvent un frémissement dans toute l'habitude de leur corps , toutes les fois que la vue d'un tableau, les discours de ceux qui les environnent , ou tonte autre cause , les reportent mentalement à l'époque où ils encoururent ces dangers. De même , le seul mot de la rage excite l'attention de celui qui croit être destiné à en devenir la victime. Il est assez tranquille tant qu'il n'en entend pas parler ; mais , pour peu qu'il en soit question devant lui, son imagination s'échauffe, il rougit, il pâlit successivement ; il se représente le chien qui l'a mordu , et finit par se persuader qu'il ne peut éviter la maladie qu'il croit avoir lieu de tant redouter (a).

On a des exemples de personnes qui ont

(a) Comme personne n'ignore que l'un des symptômes de la rage , est l'horreur de l'eau , et qu'on ne sait pas assez que ce symptôme ne suffit pas pour prouver l'existence de la rage , on s'attache très-mal-à-propos à tourmenter les malades pour les faire boire ; ceux-ci ayant l'esprit trop frappé, font quelques difficultés;

couché dans le même lit, reçu immédiatement
le souffle d'un hydrophobe, et n'en ont point
été incommodées. Du tems de Galien, on était
dans l'usage de donner à manger à ceux qui
avaient été mordus, le foie même de l'animal
qui avait fait la morsure; on n'a point d'exemple
que ce remède bisarre ait été suivi d'aucun
inconvénient. On trouve dans les mémoires de
la Société royale de médecine, année 1783,
page 42, qu'un chirurgien s'étant blessé en
faisant l'ouverture du cadavre d'une femme
morte avec les symptômes de la rage, n'en a
point éprouvé d'accidens.

Un nouveau fait qui prouve toute l'influence
des affections de l'âme dans les maladies qu'on
a si souvent confondues avec la rage proprement dite, parvient à ma connaissance, au
moment où s'achève l'impression de ce petit
ouvrage. Je le crois trop important pour le
passer sous silence; il m'est communiqué par
le citoyen Bosquillon, qui le tient de témoins
oculaires; il a eu lieu il y a environ vingt-
cinq ans.

---

alors on insiste, ils refusent absolument, on s'empresse
de les attacher et on les fait boire par force; c'en est
assez pour les faire périr de colère et de dépit, mais
on ne manque pas de dire qu'ils sont morts de la
rage.

« Le nommé Gosmand , relieur , âgé d'en-
» viron 36 ans , d'une santé et d'une com-
» plexion robustes , domicilié rue des Carmes ,
» proche Saint-Hilaire , vit dans son labora-
» toire une jeune chatte inquiète, qui cherchait
» ses petits qu'on venait de jeter à la rivière.
» Comme il essayait de la chasser , elle se
» cacha sous une presse ; il prit une barre de
» fer pour la faire sortir , mais l'animal furieux
» se jeta sur sa main , et lui fit une morsure
» assez profonde. Ce citoyen s'écria aussitôt :
» *je suis mordu* , *je suis enragé.* Quelques
» jours après , buvant au cabaret avec des
» amis qui s'efforçaient de le tranquilliser ;
» après avoir accepté deux verres de vin , il
» refusa le troisième , en disant : *laissez-moi ,*
» *je suis enragé.* Rentré chez lui , il se mit au
» lit , et fut réellement atteint d'accès violens
» qui obligèrent sa femme et ses voisins de
» l'attacher. On appela les commissaires ci-
» vils et les officiers de santé du Châtelet ,
» qui l'ont vu et examiné à plusieurs reprises ,
» et qui l'ont déclaré hydrophobe.

» Ces commissaires ont sans doute dressé
» des procès-verbaux de l'état du malade et
» de la nature de la maladie, et ces procès-
» verbaux doivent encore exister dans les ar-,
» chives du Châtelet et du collège de chirur-

» gie. Les amis et les voisins du citoyen
» Gosmand sont tous restés persuadés qu'il
» était mort enragé ; et cependant la chatte
» que ses maîtres ont conservée durant des
» années, n'a donné aucun signe de rage ».

FIN.

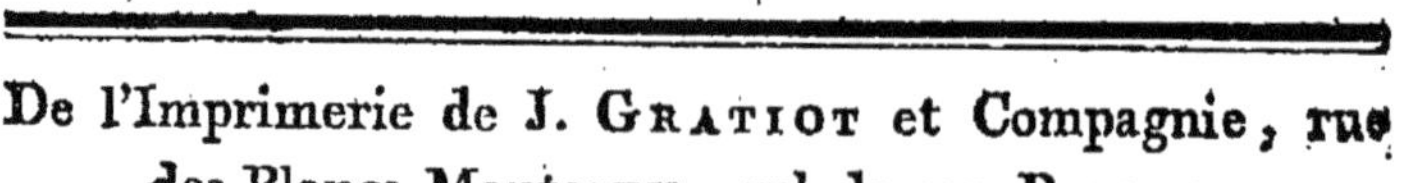

De l'Imprimerie de J. Gratiot et Compagnie, rue
des Blancs-Manteaux, cul-de-sac Pecquay.